Die Arztphobie ist ein herausfordernder Gegner! Im Alltag bekommt man es eigentlich so gut wie nie mit ihr zu tun, dennoch hat sie potenziell enormen Einfluss auf unser Leben. Wird eine Krankheit zu spät erkannt, kann das ernsthafte Konsequenzen haben.

Deshalb ist es so wichtig, sich mit der Angst vor dem Arztbesuch zu beschäftigen, sie zu analysieren und sie im Idealfall zu überwinden.

Dieses Buch versorgt dich mit allem, was du dafür brauchst. Es steckt voller Hintergrundwissen und Selbsthilfetipps.

Setze heute noch den ersten Schritt auf deiner Reise raus aus der Arztphobie!

Ein Buch von:

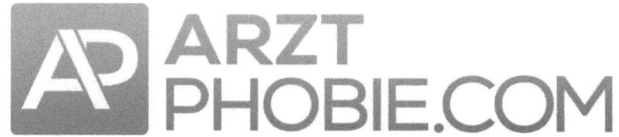

Wir geben Tipps zur Selbsthilfe, wenn deine Angst einen Arztbesuch nicht ermöglicht.

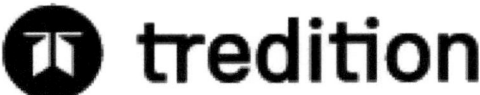

© 2024 Matthias Wiesmeier
Website: www.arztphobie.com

Druck und Distribution im Auftrag des Autors: tredition GmbH, Heinz-Beusen-Stieg 5, 22926 Ahrensburg, Germany

Das Werk, einschließlich seiner Teile, ist urheberrechtlich geschützt. Für die Inhalte ist der Autor verantwortlich. Jede Verwertung ist ohne seiner Zustimmung unzulässig.

Die Publikation und Verbreitung erfolgen im Auftrag des Autors, zu erreichen unter: tredition GmbH, Abteilung "Impressumservice", Heinz-Beusen-Stieg 5, 22926 Ahrensburg, Deutschland.

**Du weißt, dass du eigentlich zum Arzt gehen solltest, kannst dich aber einfach nicht dazu überwinden? Schon beim Gedanken an eine Untersuchung spürst du die Angst und ein ungutes Gefühl?**

Dann ist dieses Buch wie für dich gemacht! Es hilft dir dabei, deine Arztphobie besser zu verstehen. Du erfährst, welche unterschiedliche Spielarten dieser Angststörung es gibt, wodurch sie ausgelöst werden kann und wie man sie überwindet.

Unser Buch zeigt dir auch, dass du selbst aktiv werden und an der Überwindung deiner Angst arbeiten musst.

Die Angst vor Ärzten kommt nicht von einem Tag auf den anderen und verschwindet ebenso wenig auf dieser Art und Weise. Wir liefern dir in unserem Buch eine breite theoretische Basis rund um das Thema „Arztphobie" und viele praktische Tipps für die unterschiedlichen Phasen eines Arztbesuchs.

**Wir helfen dir dabei, deine Angst Schritt für Schritt hinter dir zu lassen!**

# INHALT

**2) Einleitung**

**4) Hintergründe der Arztphobie**

**15) Auslöser einer Arztphobie**

**21) Anzeichen einer Arztphobie**

**25) Selbsthilfetipps gegen Arztphobie**

35) Spezifische Arztphobien & Herangehensweisen

39) Tipps während des Arztbesuchs

41) Tipps für nach dem Arztbesuch

**43) Alternativen zum klassischen Arztbesuch**

**48) Professionelle Hilfe**

**50) Tipps für Ärzte**

**56) Schlusswort – Dein Weg beginnt hier und heute!**

# Einleitung

Die Angst vor dem Arzt zählt zu den **am häufigsten auftretenden Phobien** in Deutschland. Tatsächlich schafft die spezifische Zahnarztangst hinter jener vor Spinnen und hinter jener vor Höhen den Sprung aufs Podest. Grund genug für uns, dieser auch **„Iatrophobie"** genannten Angststörung ein komplettes Buch zu widmen.

Immerhin handelt es sich dabei um unser Kernthema. Über unsere Website „arztphobie.com" haben wir in den letzten Jahren eine Unmenge an Informationen rund um die Thematik gesammelt. Wir haben zahlreiche **Umfragen** durchgeführt, um die **Sichtweise und die Probleme von Betroffenen** noch besser verstehen zu können. Die Ergebnisse findest du komprimiert und verständlich aufbereitet in diesem Buch.

- Unser Ziel ist es, dir einen **Leitfaden raus aus deiner Arztphobie** in die Hand zu geben. Dazu befassen wir uns zunächst ausführlich mit den Basics; mit Zahlen, Daten und Fakten sowie mit möglichen Auslösern.

- Danach sehen wir uns näher an, in welcher Form sich eine Iatrophobie bemerkbar machen kann. Gibt es einen klaren **Startpunkt**? Oder kann man auch **langsam und unbemerkt** hineinrutschen?

- Am Ende versorgen wir dich mit einer u**mfangreichen Sammlung an Selbsthilfetipps** gegen Arztphobie. Wir zeigen dir, wie du dich auf einen Besuch in der Praxis vorbereiten kannst, wie du vor Ort die Kontrolle behältst und was in der Nachbetrachtung besonders wichtig ist.

Außerdem sammeln wir am Ende des Buches noch **hilfreiche Tipps für Ärzte**, wenn es um das Erkennen von Angstpatienten und die Gestaltung ihrer Praxis geht.

Mit diesem Buch hältst du ein **Trumpf-Ass für deinen Kampf gegen die Arztphobie** in Händen! Beherzigst du unsere Ratschläge, stehen die Chancen gut, dass du diese lähmende Angst endlich abschüttelst und wieder befreiter und selbstbestimmter durchs Leben gehen kannst!

# HINTERGRÜNDE DER ARZTPHOBIE

Die „klassische" Arztphobie gibt es nicht. Dafür existieren Unmengen an **unterschiedlichsten Ausformungen**. Im Verlauf des Buches gehen wir auf alle etwas näher ein, deshalb möchten wir zum Start in dieses Kapitel lediglich eine oberflächliche Übersicht über die verschiedenen Angststufen bzw. Angstarten geben.

- **Allgemeines Unwohlsein:** Betroffene verspüren eine deutliche **Nervosität**, vergleichbar in etwa mit einer Prüfungssituation. Ihnen ist flau im Magen, die Handflächen schwitzen.

- **Starke Angststörung:** Hier treten völlig andere körperliche Symptome auf, dazu zählen zum Beispiel **Herzrasen, Atemnot, starker Schwindel oder Panikattacken**. Wer derartig auf einen Arztbesuch reagiert, leidet mit großer Wahrscheinlichkeit an einer Arztphobie.

- **Angst vor bestimmten Behandlungen:** Oft ist es gar nicht der „komplette" Arztbesuch, der Panik verursacht. In vielen Fällen sind die meisten Dinge kein Problem und lediglich bestimmte Behandlungsschritte sorgen für Unwohlsein. Zum Beispiel die **Angst vor der Blutabnahme, vor einer Spritze oder vor dem Entkleiden**.

- **Spezifische Angst:** Es ist nicht unüblich, dass sich die Angst nur vor bzw. bei dem Besuch eines bestimmten Facharztes zeigt. Die **Zahnarztangst** zählt etwa zu den drei häufigsten Phobien in Deutschland.

- **Angst vor Diagnosen:** Andere Betroffene haben wiederum keine Angst vor der Behandlung an sich und können auch die damit eventuell einhergehenden Schmerzen problemlos aushalten. Sie fürchten vielmehr die **Diagnose** und ihre – im schlechtesten Fall – massiven **negativen Auswirkungen auf ihr Leben.**

> **Was ist die Iatrophobie?**
>
> Das vorliegende Buch hat sich bisher ausschließlich auf die Begriffe „Arztphobie", „Angst vor Ärzten" oder ähnlich gelagerte Ausdrücke konzentriert. Was hat aber die Iatrophobie mit der Thematik zu tun? Nun, die Antwort ist ausgesprochen simpel: „Iatrophobie" ist nichts weiter als ein **Fremdwort für Arztphobie**. Das medizinische Fachvokabel sozusagen. Wir werden dieses im weiteren Verlauf immer wieder einsetzen. Grund zum Grübeln sollte es dank dieser Infobox keiner mehr sein.

## Was ist das Weißkittelsyndrom?

Eine andere Problematik, die immer wieder rund um den Arztbesuch auftaucht, ist das sogenannte **Weißkittelsyndrom** – auch bekannt als **Weißkittelhypertonie**. Und genau dieser Ausdruck ist es, der uns schon verrät, womit wir es hier zu tun haben.

Eine **Hypertonie** ist nichts anderes als **Bluthochdruck**. Was bzw. wer sich hinter dem Begriff „Weißkittel" verbirgt, sollte an dieser Stelle auch klar sein. Für alle, die tatsächlich im Dunkeln tappen: Die Bezeichnung Weißkittel steht für nichts anderes als einen Arzt. Abgeleitet von seiner typischen Arbeitskleidung, dem weißen Kittel.

Als Weißkittelsyndrom wird nun folgender Umstand bezeichnet: Ein Arztbesuch steht an, man bereitet sich zuhause ganz normal darauf vor und misst dabei unter anderem seinen Blutdruck. Die Werte sehen gut aus, alles ist im Normalbereich. In der Ordination bzw. im Behandlungszimmer zeigt sich aber plötzlich ein ganz anderes Bild. Der Blutdruck ist deutlich erhöht, es liegt eine Hypertonie vor. Ist das der Fall, spricht man vom Weißkittelsyndrom – oder von einer maskierten Hypertonie. Kurz gesagt: Betroffene sind aufgrund des Arzt- oder Krankenhausbesuchs **derart nervös, dass sich ihr Blutdruck markant erhöht.**

## Was tun bei Weißkittelhypertonie?

Zunächst einmal ist das Auftreten des Weißkittelsyndroms **kein Hinweis auf eine ernsthafte Erkrankung**. Dennoch zeigt sich dadurch, wer eher anfällig für einen erhöhten Blutdruck ist. Bei vielen Betroffenen steigen die Werte im weiteren Verlauf ihres Lebens merklich an.

- Deshalb ist es enorm wichtig, beim Verdacht auf eine Weißkittelhypertonie über einen längeren Zeitraum **regelmäßig seinen Blutdruck zu messen**.

- Zeigen sich deutliche Unterschiede zwischen den Heim- und den Arztergebnissen, ist es ratsam, eine **24-Stunden-Blutdruckmessung** durchführen zu lassen.

- Wichtig ist, bei den Messungen zuhause unbedingt ein **geprüftes Blutdruckmessgerät** zu verwenden. Keine Sorge, derartige Geräte sind im Grunde einfach zu besorgen und nicht sonderlich teuer.

- Eine Möglichkeit, in der Arztpraxis/im Krankenhaus direkt auf die Messung Einfluss zu nehmen, ist, sich **vor dem Start einige Minuten Ruhe zu gönnen**. So gewöhnen sich Betroffene an die Umgebung. Sie erkennen, dass kein Grund zur Sorge besteht und sie völlig umsonst aufgeregt sind. Das senkt den Puls und den Blutdruck gleichermaßen.

> *Bessere Werte bei Arzthelfern?*
>
> Ein interessantes Detail noch zum Abschluss dieses Segments. Tatsächlich haben Untersuchungen gezeigt, dass die Blutdruckwerte besser sind, wenn die Messung nicht von einem Arzt, sondern von einem Arzthelfer, einer Krankenschwester oder einem Pfleger durchgeführt werden. Das klinische Umfeld bleibt zwar bestehen, viele Betroffene empfinden die Atmosphäre allerdings offensichtlich als deutlich entspannter.

# Zahlen, Daten und Fakten rund um die Arztphobie

Ziel des ersten großen Abschnitts unseres Buches ist, ein tieferes Verständnis für die Arztphobie zu schaffen, die psychische Störung und all ihre Ausformungen greifbarer zu machen. Ein besonders wirkungsvoller Weg dieser Greifbarmachung ist das Anführen von **Zahlen, Daten und Fakten**. Sie geben einer für viele Menschen abstrakten Thematik ein „Gesicht" und eine „Gestalt".

Auf unserer Website **arztphobie.com** führen wir seit Anfang 2024 eine **anonyme Umfrage** rund um das Thema Arztphobie durch. Bisher haben **über 500 Menschen daran teilgenommen**. Dadurch konnten wir eine fundierte Basis für aussagekräftige Ergebnisse rund um das Thema „Arztphobie" zusammentragen.

Unsere Umfrage brachte bis zur Veröffentlichung des vorliegenden Buches folgende Daten:

- 54 % der Umfrageteilnehmer gaben an, eine generelle Angst vor Ärzten zu haben
- 26 % haben Angst vor einem negativen Befund
- 19 % leiden an einer spezifischen Arztphobie (z. B. Zahnarzt - Zur Zahnarztangst haben wir übrigens ein eigenes Buch mit Selbsthilfetipps verfasst. Du findest es in unserem Onlineshop.)
- 18 % fürchten sich vor bestimmten Situationen (z. B. Blutabnahme)
- 12 % haben Angst vor medizinischen Einrichtungen (Praxis, Krankenhaus, Ambulanz etc.)

- 10 % empfinden rund um einen Arztbesuch zwar Unbehagen, sind aber nicht so sehr eingeschränkt, dass sie sich schämen würden
- 8 % leiden an einem Unwohlsein rund um den Besuch beim Arzt
- Lediglich 3 % gehen mit einem neutralen Gefühl zum Arzt
- Ebenfalls 3 % haben Angst, wenn sie einen schlechten Befund erwarten
- Nur 1 % der Umfrageteilnehmer geht gerne zum Arzt

Nun muss man eine Sache unbedingt festhalten: Wir haben hier **Ergebnisse von einer Website** präsentiert, auf der sich alles um das Thema Arztphobie dreht. Dazu kommen detaillierte Auseinandersetzungen mit weiteren Angst-Thematiken. Diese Umstände führen zu einem gewissen Bias – also eine Verzerrung – wenn es um die Umfrageteilnehmer geht.

Grundsätzlich steht die Umfrage jedermann offen. Jeder, der möchte, kann teilnehmen. Allerdings stolpern auf einer Website namens „arztphobie.com" mit sehr hoher Wahrscheinlichkeit eher jene Menschen über besagte Umfrage, die **ohnehin bereits unter ihrer Iatrophobie leiden**.

Dass dadurch im Vergleich zur Allgemeinbevölkerung und zufällig ausgewählten Teilnehmern ein verzerrtes Bild gezeichnet wird, ist klar. Die Ergebnisse sind deshalb aber nicht weniger valide. Es geht hier nicht um wissenschaftliche Reproduzierbarkeit und Allgemeingültigkeit. Ziel der Umfrage ist lediglich, sich ein Bild über unsere Nutzer zu machen und durch die Veröffentlichung der Ergebnisse all jenen **Mut zuzusprechen**, die sich vielleicht für ihre Arztphobie schämen.

Sie sehen, dass sie mit ihren Sorgen und Problemen nicht allein sind, dass es auch anderen so geht. Schon das Wissen über das geteilte Leid kann bis zu einem gewissen Grad zu einer Festigung der Psyche beitragen. Man **fühlt sich verstanden** und **nicht mehr so einsam.**

**Fazit der Umfrage:**

Beim Blick auf die gesammelten und aufbereiteten Ergebnisse, lassen sich folgende Punkte festhalten:

- Eine **deutliche Mehrheit** der Teilnehmer leidet an einem **generellen Unwohlsein** bzw. einer **Angst vor Ärzten**. Das Problem ist also durchaus weit verbreitet.

- Besonders stark tritt die Angst dann in den Vordergrund, wenn die Betroffenen einen **negativen Befund** erwarten oder eine **bestimmte Behandlung** geplant ist. Man könnte also sagen, dass die Arztphobie oftmals situationsabhängig und nuanciert auftritt.

- Ein nicht unwesentlicher Teil der Teilnehmer leidet lediglich an einer **spezifischen Arztphobie** (Zahnarzt, Urologe etc.)

- Überraschend ist, dass sich lediglich **wenige Betroffene für ihre Arztphobie schämen**, was auf einen zunehmend **offeneren Umgang mit der Thematik** schließen lässt.

## Angst vorm Arzt durch schlechte Erfahrungen

All die Hintergrundinfos, die Zahlen, Daten und Fakten klingen interessant und können bis zu einem gewissen Grad Licht ins Dunkel des weiten Feldes „Arztphobie" bringen. Was uns Menschen aber wirklich abholt, sind die **Erfahrungen anderer Menschen**. Am Ende des Tages sind und bleiben wir eben doch soziale Wesen. Über unsere Website haben uns in den letzten Jahren **unzählige Berichte von Betroffenen** erreicht. Die Bandbreite an Ausprägungen einer Iatrophobie ist dabei enorm. Wir möchten dieses Kapitel nutzen, um etwas tiefer in diesen Bereich einzutauchen. Du findest hier keine 1:1-Erfahrungsberichte, sondern **paraphrasierte Geschichten**. Wir möchten die „Erzähler" natürlich so weit wie möglich schützen und garantieren absolute Anonymität.

Eine Sache poppt dabei immer wieder auf: Eine überraschend große Anzahl an Menschen hat zwar **keine greifbare Angst vorm Arztbesuch, musste in der Vergangenheit aber immer wieder schlechte Erfahrungen mit Medizinern verarbeiten**. Genau diese Erfahrungen sind es, die sie jetzt daran hindern, einen Arzt aufzusuchen.

### Story #1

Schlechte Erfahrungen mit Ärzten führten zur **Herausbildung einer Posttraumatischen Belastungsstörung (PTBS)**, die ausschließlich im Rahmen von Arztgesprächen ausgelöst wird. Dazu zählt bereits die Vorbereitung auf den konkreten Termin. Im Gespräch selbst erzeugt der Versuch, dem Arzt die wichtigsten Informationen in kürzester Zeit zu vermitteln, weiteren Druck.

## Story #2

Als **Kassenpatient** muss man immer wieder erkennen, dass es in Deutschland mittlerweile eine klare **Zwei-Klassen-Medizin** gibt. Deshalb wurde der Versuch gestartet, in wirklich akuten oder stark schmerzbehafteten Situationen Hilfe bei Wahlärzten zu suchen. Dabei bekam man es am Ende immer mit Vertretern der Zunft zu tun, die sich maßlos selbst überschätzen und kein offenes Ohr für den Betroffenen haben. Es entsteht der massive Eindruck, dass es den Medizinern **nicht um den Patienten geht, sondern einzig und allein um Gewinnmaximierung**. Nicht die Angst vorm Arzt ist es, die einen Praxisbesuch verhindert. Vielmehr ist der Ärger über unempathische und anscheinend rein am finanziellen Vorteil interessierte Branchenvertreter ausschlaggebend.

## Story #3

Menschen haben in einer erschreckenden Häufigkeit das Gefühl, **von ihrem Arzt nicht ernstgenommen zu werden**. Besonders in der Anfangsphase einer Behandlung, in der sich der Mediziner viel Zeit nehmen sollte, um dem Problem auf den Grund zu gehen, fühlen sie sich **mit ihren Beschwerden und Gedanken alleingelassen**. Viele suchen den Fehler bei sich selbst und denken, sie hätten das Problem nicht akkurat genug beschrieben. Dadurch entsteht wiederum Druck, **beim nächsten Arztbesuch besser zu „performen"**. Die Angst vor einem erneuten „Versagen" hält Betroffene allerdings davon ab, einen Arzt aufzusuchen. Man weiß, dass etwas passieren muss, traut sich aber nicht, den nächsten Schritt zu setzen.

Dadurch entsteht die **Angst vor einer heftigen Diagnose** bzw. vor einem **Vorwurf seitens des Arztes**, warum man denn mit einem Besuch so lange gewartet hätte. Einstweilen verschlechtert sich der Gesundheitszustand, ernsthafte Probleme können sich entwickeln. Ein **Teufelskreis**, aus dem man nur sehr schwer wieder ausbrechen kann.

In vielen dieser Fälle genügt der oft von uns beschworene „Mut", sich zu einem Arztbesuch zu überwinden, nicht mehr. Hier hat sich ein **Trauma manifestiert**, das sich tatsächlich nur durch eine **professionelle Therapie** wieder auflösen lässt. (Dazu gibt es etwas später im Buch weitere Informationen.)

Was wir mit diesem Kapitel bezwecken? Unser Ziel ist es, einen umfassenden Überblick über das Thema „Arztphobie" zu liefern. Wir blicken deshalb auch über den Tellerrand hinaus. Neben den **klassischen Auslösern einer Angst** gibt es eben noch **weitere Facetten**, die in dieses ungemein vielschichtige Problembild hineinspielen. **Ängste, Befürchtungen und Erfahrunge**n, die im Endeffekt den gleichen gefährlichen Effekt haben wie die klassische Iatrophobie und deshalb unbedingt ebenso ernst genommen werden müssen!

Eine Arztphobie ist eine sehr **individuelle Angelegenheit**. Die Abstufungen sind fließend, die Ausformungen ungemein divers. Wir haben es also mit einem Krankheitsbild zu tun, das sich **von Patient zu Patient stark unterscheiden** kann. Dabei ist nicht jedes ungute Gefühl vor einem Arztbesuch bereits eine handfeste Iatrophobie.

Über unsere Website „arztphobie.com" haben wir in den letzten Jahren **unzählige Erfahrungsberichte von Betroffenen** gesammelt. Viele von ihnen nahmen zusätzlich an einer (anonymen!) **Umfrage** teil, deren Ergebnisse uns interessante Einblicke gewähren und die **grundlegenden Annahmen rund um das Thema Arztphobie** auch bestätigen.

Viele Betroffene leiden nicht direkt an einer Iatrophobie oder haben nicht unbedingt Angst vor einer Behandlung. Sie **vermeiden den Praxisbesuch vielmehr aufgrund schlechter Erfahrungen in der Vergangenheit** bzw. aufgrund des Gefühls, nicht verstanden zu werden. Das Endergebnis bzw. die Gefahr ist aber die gleiche: Gesundheitliche Nachteile aufgrund einer ausbleibenden Diagnose.

# AUSLÖSER EINER ARZTPHOBIE

Die Arztphobie ist eine **offiziell anerkannte Angststörung**. Deshalb weist sie auch viele Gemeinsamkeiten mit anderen entsprechenden Störungen auf. Eine davon ist, dass bis heute **keine klaren und konkreten Auslöse**r identifiziert hat. Jeder Mensch ist eben unterschiedlich, die Psyche ein facettenreiches und im Grunde nicht greifbares Ding. Oft hat man es mit einem **Zusammenspiel verschiedenster Faktoren** zu tun.

- Manche Befürchtungen übernehmen wir aus unserem Umfeld (**Sozialisation**).

- Manche wurden durch ein konkretes Ereignis hervorgerufen (**Trauma**).

- Wieder andere Fachrichtungen vertreten die Meinung, dass Ängste sehr wohl auch vererbt werden können (**Genetik**).

Eine allgemeingültige Erklärung für das Entstehen einer Arztphobie beansprucht allerdings keine Disziplin für sich.

Was die Wissenschaft sehr wohl macht, ist, **mögliche Auslöser für Phobien** zu bestimmten. Entsprechend gibt es mittlerweile einen breiten Fundus an **potenziellen Triggern**. Mit jenen Triggern wollen wir uns in diesem Kapitel beschäftigen.

# Die häufigsten verstärkenden Trigger einer Arztphobie

Wie Betroffene wohl am besten wissen, **kommt eine Angst selten allein**. Jede Phobie ist für sich eine eigenständige Angststörung, allerdings treten **unterschiedliche Problematiken oftmals im „Paket"** auf und verstärken sich dadurch gegenseitig. Im Fall einer Iatrophobie zählen folgende Punkte zu den a**m häufigsten auftretenden Co-Phobien bzw. Verstärkern:**

- **Nospohobie:** Die Angst davor, krank zu werden oder zu sein. Wer ist oder wird schon gerne krank? Richtig: Niemand. Bei Nosophobikern ist die Panik davor aber so stark ausgeprägt, dass sie **Orte meiden, an denen sie sich anstecken könnten.** Die Gefahr dafür ist in Ordinationen, Krankenhäusern etc. eben etwas größer. Dort trifft man unweigerlich auf kranke Menschen.

- **Hämatophobie:** Die **Angst vor Blut**. Viele Untersuchungen beinhalten eine Blutabnahme. Für Hämatophobiker eine zu große Herausforderung. Sie schüttelt es bereits beim Gedanken daran. Ein Besuch beim Arzt wird dadurch sehr erschwert.

- **Aglophobie:** Die **Angst vor Schmerz**. Was für Blut gilt, gilt auch für Schmerzen. Zumindest sieht es im Kopf von Arztphobie-Patienten so aus. Ein Besuch in einer Praxis bringt laut ihnen unweigerlich Schmerzen mit. Und diese gilt es zu verhindern – am besten durch die Vermeidung einer Untersuchung.

- **Aichmophobie:** Die **Angst vor spitzen Gegenständen**, wie zum Beispiel **Spritzen oder Skalpellen**. Oder Pinzetten. Mit all diesen Dingen hantiert ein Arzt. Wer unter Aichmophobie leidet, will die Konfrontation mit derartigen Gerätschaften so weit wie möglich verhindern – und verweigert den Arztbesuch.

- **Mysophobie:** Die **Angst vor dem Kontakt mit Schmutz und vor der Ansteckung mit Viren, Bakterien und ähnlichen Dingen**. Hängt sehr stark mit der weiter vorne erwähnten Nosophobie zusammen. Im Wartezimmer eines Arztes oder in einer Ambulanz trifft man unweigerlich auf andere kranke Menschen. Die Ansteckungsgefahr ist im Kopf von Mysophobikern nirgendwo höher. Also werden entsprechende Einrichtungen boykottiert.

- **Gymnophobie:** Die **Angst vor Nacktheit.** In vielen Fällen sind Untersuchungen nicht durchführbar, ohne dass die zu untersuchende Person zumindest ein Kleidungsstück ablegt. Leidet aber gerade dieser Mensch an einer Gymnophobie, kann das eine unüberwindbare Hürde darstellen und eine Behandlung verunmöglichen.

- **Klaustrophobie: Angst vor engen Räumen.** Es hängt natürlich von der konkreten Arztpraxis oder der Ambulanz ab, aber meist sind die Untersuchungsräume nicht allzu groß. Leidet jemand unter Klaustrophobie, fühlt er sich in der entsprechenden Umgebung nicht wohl, die Angst vor dem Arztbesuch kann dadurch befeuert werden.

- **Kontrollverlust:** Wer zur Behandlung oder zur Untersuchung in eine Arztpraxis oder in ein Krankenhaus geht, der gibt die Kontrolle ab. Er hat nicht mehr selbst in der Hand, was gleich passieren wird und ist im Grunde Passagier. Viele stellt dieses vermeintliche Ausgeliefertsein vor große psychische Probleme.

- **Finanzielle Ängste:** Das Gesundheitssystem in Deutschland ist zwar grundsätzlich gut ausgebaut. Allerdings hat sich in den letzten Jahren der Trend hin zu einer Zwei-Klassen-Medizin stark beschleunigt. Wer über mehr finanzielle Mittel verfügt, kann eine raschere und bessere Behandlung erwarten. Wer diesen monetären Background nicht hat, den führen speziellen Untersuchungen oftmals an sein Limit. Die **Angst vor dem finanziellen Crash** lässt viele zögern, wenn es um einen (notwendigen) Arztbesuch geht.

- **Cyberchondrie:** Wer kennt das nicht: Man fühlt sich unwohl, sucht im Internet die Symptome – und ist **laut Eigendiagnose plötzlich todkrank**! In den Untiefen des Webs aufgestöberte Informationen verstärken die Angst vor dem Arztbesuch oftmals noch.

- **Trägheit:** Eigentlich ist der Arztbesuch ganz oben auf der To-do-Liste, man schiebt ihn aber immer wieder auf die lange Bank. Dadurch entsteht unter Umständen eine **Vermeidungshaltung**, die durchaus auch in einer Iatrophobie münden kann.

- **Diskretion:** Bei einer medizinischen Untersuchung handelt es sich um eine körperliche Angelegenheit. Vielen ist das unangenehm, sie wollen nicht von anderen berührt werden. Auch dann nicht, wenn es ihrer Gesundheit zuträglich ist. Das Schamgefühl ist zu groß, der Arztbesuch wird aufgeschoben.

- **Wissenschaftsleugnung:** Viele verspüren gegenüber der – wie sie es nennen – Schulmedizin eine **ausgeprägte Skepsis** oder lehnen sie schlicht ab. Sie vertrauen auf **alternative Methoden** und denken gar nicht daran, im Krankheitsfall einen Arzt oder ein Krankenhaus aufzusuchen. Diese Ablehnung kann unter Umständen so tief gehen, dass sich daraus eine **regelrechte Panik vor Medizinern und Medikamenten** entwickelt.

- **Religion/Kultur:** Wieder anderen ist aus religiösen oder kulturellen Gründen der Arztbesuch verboten. Damit einher gehen oftmals regelrechte Schauermärchen rund um die „westliche" Medizin. Eine ideale Grundlage für das Entstehen einer Arztphobie.

Wer die Aussage, eine Phobie käme selten allein, vorher nicht verstanden hat, versteht sie mit Sicherheit jetzt. Bei der Herausbildung einer Angststörung haben wir es im Grunde ständig mit einem Wechselspiel unterschiedlichster Faktoren zu tun.

Immer wieder bekommen wir über unsere Website Zuschriften, die noch eine weitere Ursache für die Angst vor einem Arztbesuch anführen. Zentral sind hier – wie bereits erwähnt – **schlechte Erfahrungen der Patienten**.

Meist geht es dabei um **unsensible Ärzte** oder um das **Gefühl, nicht ernst genommen zu werden**. Viele Betroffene führen das auf eine vermeintliche **Zwei-Klassen-Medizin** zurück, in der sich viele Mediziner für reguläre Kassenpatienten keine Zeit mehr nehmen oder aufgrund eines allgemein Ärztemangels keine Zeit mehr haben, sich eingehend mit allen Problemen zu beschäftigen.

> Typisch für Angststörungen aller Art ist der etwas schwammige Ursprung. In 99,9 % der Fälle kann niemand ganz genau sagen, an welchem Zeitpunkt sich die Phobie tatsächlich manifestiert hat. Den einen Auslöser gibt es nicht, die eine Ursache ebenso wenig.
>
> Tatsächlich kennt die Wissenschaft aber mittlerweile eine **lange Liste an Triggern**, welche die Herausbildung einer Iatrophobie wenn schon nicht auslösen, dann aber zumindest beschleunigen können.
>
> Die lange Liste an möglichen Triggern reicht von der Angst vor Blut über jene vor Keimen und jener vor spitzen Gegenständen bis hin zu kulturellen Eigenheiten.

# ANZEICHEN EINER ARZTPHOBIE

Geht es um die klassischen Anzeichen einer Angststörung, unterscheidet sich die Iatrophobie im Grunde nicht von vergleichbaren Konditionen. Allerdings gibt es **keine klar definierte Grenze**, ab welchem Moment denn nun tatsächlich eine Phobie vorliegt und wann nur ein gewisses Unwohlsein. Oder ist dieses Unwohlsein bereits das erste Anzeichen für eine sich ankündigende Phobie?

Wir wollen uns in diesem Abschnitt nicht nur den glasklaren Merkmalen einer Arztphobie widmen, sondern uns auch den Weg dorthin ein wenig genauer ansehen. Je früher man sich der Problematik nämlich bewusst wird, desto eher kann man gegensteuern – und desto größer sind die Erfolgsaussichten.

Für ein besseres Verständnis begleiten wir **einen fiktiven Charakter**, der langsam, aber sicher in eine handfeste Arztphobie abgeleitet. Das könnte in etwa so aussehen:

- Kommenden Mittwoch steht ein **Arzttermin** auf dem Programm, aber eigentlich hat mich mein bester Kumpel am Tag davor zu seiner Geburtstagsparty eingeladen. Und völlig verkatert brauch ich beim Arzt auch nicht aufzukreuzen. Also **verschiebe ich den Termin einfach**.

- Oha, die drei Wochen seit dem eigentlichen Termin sind schon wieder rum? Am Donnerstag wäre es so weit? Naja, irgendwie bin ich grad aber gar nicht zu 100 % gesund, fühle mich etwas schlapp, brüte wohl eine mittelschwere Erkältung aus. So hat ein Arzttermin in Wahrheit auch keinen Sinn. **Also nochmal verschieben.**

- Ja, ich weiß, nächste Woche wäre es jetzt aber wirklich endlich Zeit für den Besuch beim Arzt. Aber ich habe **keine Lust darauf.** Außerdem plagt mich schon ein wenig das **schlechte Gewissen**. Was ist, wenn da doch etwas war und sich das unbemerkt in den fünf Wochen seit dem ersten Besuch verschlimmert hat? Ich will mir keine Standpauke und keine Predigt vom Arzt anhören müssen. Meine Gewissensbisse sind allein schon völlig ausreichend.

Irgendwo **im Bereich des dritten Gedankens** haben wir jenen Punkt erreicht, an dem sich **das Unbehagen langsam in eine Angst oder eine psychisch belastende Situation wandelt**. Noch keine voll ausgewachsene Iatrophobie, aber schon weitaus greifbarer als ein paar (schlechte) Ausreden.

Wer an diesem Punkt angelangt ist, sollte sich unbedingt selbst fragen, **warum genau er den anstehenden Arzttermin immer wieder verschiebt**. Ist es wirklich nur Bequemlichkeit? Sind es wirklich nur Terminkollisionen? Wir alle wissen, dass unsere Terminkalender manchmal beängstigend vollgestopft sind. Tatsächlich schaffen wir es dadurch oft nicht, alles unter einen Hut zu bekommen. Fungiert dieser Umstand aber vielleicht schon als **willkommene Ausrede**, um einen unangenehmen Termin wie etwa einen Besuch beim Arzt ohne (übermäßig) schlechtes Gewissen absagen zu können?

Melden sich **beim Gedanken an den nächsten Arzttermin** nach und nach **psychische und physische Symptome,** ist dies ein guter Indikator dafür, dass die **Grenze zur Iatrophobie möglicherweise bereits überschritten** ist. Folgende Anzeichen können darauf hindeuten, dass die Dynamik bei unserem fiktiven Charakter einen kritischen Punkt erreicht hat:

- Beim Gedanken an den nahenden Termin stellen sich **Unkonzentriertheit und Gereiztheit** ein.

- Je näher der Arztbesuch rückt, desto mehr **ziehen sich Betroffene aus ihrem normalen sozialen Umfeld** zurück.

- **Appetitlosigkeit** macht sich breit.

- **Bauchschmerzen und Übelkeit** treten auf.

Stellen sich etwas später die **typischen und allseits bekannten Symptome** ein, ist das ein untrügliches Zeichen dafür, dass sich nun tatsächlich eine handfeste Iatrophobie entwickelt hat. Konkrete Unterschiede zu anderen Angststörungen gibt es dabei nicht zu beobachten.

**Zu den häufigsten Anzeichen zählen unter anderem:**

- Panikattacken
- Herzrasen
- Atemnot
- Beklemmungsgefühl
- Schwindel
- Schwitzen
- Hitzewallungen
- Magen-Darm-Probleme
- Angespanntheit
- Gereiztheit
- Gefühl von Kontrollverlust
- Kreislaufprobleme
- Gefühl einer nahenden Ohnmacht

Phobien **entwickeln sich oftmals schleichend**, die Angst vor dem Arzt ist da keine Ausnahme. Einen konkreten Punkt für das Auftreten einer Iatrophobie zu finden, ist deshalb sehr schwierig.

Häufig gleiten Betroffene (zunächst) unbemerkt in die Arztphobie hinein. **Termine werden immer wieder verschoben**, die Ausreden klingen von Mal zu Mal unplausibler, schlechtes Gewissen stellt sich ein.

Stellen sich die **für eine Phobie typischen Anzeichen** an (Herzrasen, Schwindel, Schwitzen, Beklemmungsgefühle etc.), ist die Wahrscheinlichkeit sehr hoch, dass sich tatsächlich eine **Arztangst entwickelt** hat.

# SELBSTHILFETIPPS GEGEN ARZTPHOBIE

Die Angst vor einem Arztbesuch ist nichts, was von heute auf morgen plötzlich da ist. Genauso ist sie nichts, was von einem auf den anderen Tag wieder verschwindet. In den allermeisten Fällen ist es das eigene Verhalten, das bei der Herausbildung einer Iatrophobie eine wesentliche Rolle spielt (Stichwort: **Vermeidungsverhalten**).

Dazu kommen andere Phobien/Probleme/Erfahrungen – und fertig ist die gefährliche Gemengelage, aus der sich eine handfeste Arztphobie entwickeln kann.

Diese Phobie ist aber nicht in Stein gemeißelt. Sie ist nichts, was auf immer und ewig Bestand haben muss. Tatsächlich gibt es **zahlreiche Ansätze zur Selbsthilfe**, die in der Praxis gute Ergebnisse bringen. Die unserer Meinung nach wichtigsten haben wir in diesem Buch für dich zusammengefasst.

Bevor wir uns aber näher mit den erfolgversprechendsten Tipps auseinandersetzen, wollen wir uns dem Thema erst noch etwas allgemeiner nähern. Warum können Selbsthilfeansätze bei Ängsten und Phobien helfen? Wie müssen diese Ansätze aussehen?

### *Deine Belohnung? Ein gutes Gefühl!*

Grundsätzlich bringen Arztbesuche sehr, sehr viele Vorteile mit. Der wichtigste ist die **Aufrechterhaltung der eigenen Gesundheit** und somit eine **Steigerung der Lebensqualität** – besonders in späten Jahren. Das Problem mit diesen Vorteilen: Man spürt sie nicht direkt. Nach einem Arztbesuch hält man kein Zertifikat oder eine ähnliche Belohnung in der Hand. Die **Instant Gratification** (also die unmittelbare Befriedigung) fehlt. Was sich nach einem Arztbesuch in den allermeisten Fällen aber sehr wohl einstellt, ist ein **Gefühl von Erleichterung**. Besonders dann, wenn man den Termin immer wieder aufgeschoben hat. Wochenlang grübelte man vor sich hin, wälzte negative Gedanken. „Was ist, wenn es doch etwas Schwerwiegendes ist?!" Fallen die Untersuchungsergebnisse dann zur vollen Zufriedenheit von Arzt und Patient aus, ist dieses Gefühl der Erleichterung ungemein intensiv. Die **komplette Last fällt ab**, der Druck auf dem Brustkorb verschwindet, man geht wieder beschwingter durchs Leben. Allein für dieses Gefühl lohnt sich der Gang zum Arzt auf jeden Fall!

## Versuche es doch mit Selbsthilfe!

Ja, bei einer tiefsitzenden und stark ausgeprägten Phobie bleibt den allermeisten Betroffenen der Gang zu einem Experten nicht erspart. **Psychiater und Therapeuten** verfügen über die Werkzeuge und Methoden, um die teils **verfestigten Traumata aufzuarbeiten** und den Patienten in ein neues, unbeschwertes und selbstbestimmtes Leben zu führen.

Für viele stellt die Kontaktaufnahme mit einem Psychologen allerdings eine große und im Endeffekt unüberwindliche Hürde dar. „Ich brauche doch keinen Psychiater!" Und manchmal ist eine derart umfassende Behandlung auch gar nicht nötig. In vielen Fällen reicht es, sich **mit sich selbst auseinanderzusetzen** und sich **Techniken anzueignen**, die in einer Akutsituation rasche Abhilfe schaffen.

Es ist also nicht immer alternativlos, einen Therapeuten aufzusuchen. Manchmal genügt es auch schon, wenn man **einen Schritt zurück macht** und die ganze Situation von außen betrachtet. Auch dafür braucht es allerdings die **richtigen Instrumente**. Instrumente, die wir in diesem Buch vorstellen möchten.

*Die Kraft der Selbsthilfe*

Wer sich näher mit seiner Phobie oder mit seinen Ängsten auseinandersetzt, der arbeitet nicht nur an einer Überwindung bzw. zumindest einer Abmilderung der Probleme. Durch die Beschäftigung mit sich selbst und den damit einhergehenden kleinen und großen Erfolgen **erfährt auch das Selbstvertrauen des Betroffenen einen Boost.** Ein aufpoliertes Selbstvertrauen ist eine gute Grundlage dafür, dass sich Ängste und Phobien in Zukunft nicht mehr oder nicht mehr so einfach herausbilden können.

Die hier versammelten Tipps sind in **drei große Kategorien** unterteilt: Eine für „vor" dem Arztbesuch, eine für „während" des Arztbesuchs und eine für „danach". An gewissen Stellen gibt es sicherlich Überschneidungen, klar. Aus Gründen der Übersicht halten wir die vorgenommene Grenzziehung dennoch für passend und praktikabel.

## Tipps vor dem Arztbesuch

Um eine Iatrophobie so weit wie möglich selbst in den Griff zu bekommen oder zu überwinden, ist es hilfreich, den **Arztbesuch als Projekt zu begreifen.**

Jedes Projekt besteht aus **drei Phasen:**

- Vorbereitung
- Durchführung
- Analyse

Ohne einer guten Vorbereitung helfen auch die besten Ideen nichts. Deshalb beschäftigen wir uns in diesem Abschnitt mit den **wichtigsten Tipps für die Zeit vor einem Arztbesuch.** Diese bilden das Fundament und geben dir im besten Fall so viel Selbstvertrauen zurück, dass du deine Angst überwinden und den Arztbesuch durchziehen kannst. Ein Überblick über die – unserer Meinung nach – vielversprechendsten Ansätze:

### Die Arztsuche

Die Iatrophobie gehört zu den häufigsten Ängsten der Deutschen. Das wissen natürlich auch die Ärzte. Entsprechend hat sich in den letzten Jahren ein **breites Angebot an Praxen** entwickelt, die **auf die Behandlung von Angstpatienten spezialisie**rt sind. Eine kurze Google-Suche sollte rasch die relevantesten Ergebnisse in deiner Umgebung liefern. Das Wissen, zu einem Experten für Phobiker zu gehen, kann im Vorfeld zum Abbau von Ängsten und Stress beitragen.

### Keine Selbstdiagnose

Es ist ungemein verlockend. Man füttert eine **Internet-Suchmaschine** schnell mit ein paar Symptomen und bekommt innerhalb weniger Sekunden eine Diagnose. Allerdings heißt es nicht umsonst: **Dr. Google macht krank!** Die eigenständige Recherche kann niemals das fachliche Urteil eines Experten ersetzen.

In der Realität gerät man in einen Strudel, der einen immer tiefer in ein **völlig abstruses Krankheitsbild** hineinzieht – und am Ende sind ganz normale Kopfschmerzen ein sicheres Anzeichen für einen inoperablen Gehirntumor. Deshalb: Finger weg von Dr. Google!

## Begleitperson finden

Wer einen **lieben Menschen als Unterstützung an seiner Seite** weiß, der geht automatisch mit mehr Zuversicht in schwierige Situationen hinein. With a litte help from my friends! In manchen Praxen ist eine Begleitperson sogar ausdrücklich willkommen! Vier Ohren hören eben mehr als zwei und zwei Gehirne **speichern mehr Informationen** als nur eines. Der Support ist in der Regel weitaus weniger aufgeregt als der Patient selbst und kann sich dadurch die wichtigsten Punkte besser merken. Kläre im Vorfeld aber unbedingt mit deinem Arzt ab, ob er das Dabeisein einer Begleitperson erlaubt oder nicht.

## Entspannungsübungen gegen die Iatrophobie

Übungen und Meditationen sollen zwar während des Arztbesuches selbst helfen, den Organismus zu beruhigen und die **Kontrolle zu behalten**. Trotzdem gibt es einen guten Grund, warum wir uns den Techniken bereits in diesem Kapitel widmen. In der Situation selbst ist es nämlich zu spät, sich das entsprechende Wissen anzueignen. **Entspannungsübungen müssen unbedingt im Vorfeld eingelernt werden**, damit man sie im Akutfall sofort abrufen kann. Infrage kämen hier beispielsweise autogenes Training oder Meditation.

- **Autogenes Training**

Ziel dieser „Selbsthypnose" ist es, unsere vegetativen und körperlichen Funktionen in eine Art Ruhezustand zu versetzen. Beeinflusst werden dabei unter anderem die Atmung, der Pulsschlag, die Durchblutung, der Stoffwechsel und die Verdauung. **Im Zentrum steht ein eigenes Mantra**, das für die Erreichung eines entspannten Zustandes sorgen und sich immer wieder selbst vorgesagt bzw. gedacht werden soll.

Ganz wichtig: Dieser Leitsatz muss unbedingt positiv formuliert sein! „Ich habe keine Schmerzen!" ist also ungeeignet. Besser: „Mir geht es gut!". Idealerweise begibst du dich in eine bequeme Position und **wiederholst das jeweilige Mantra mit den dazugehörigen Übungen 5-6 Mal**, bis sich tatsächlich eine Veränderung bemerkbar macht.

Ein typischer Ablauf eines autogenen Trainings sieht in etwa so aus:

**1. Ruhephase:** Lass deine **Muskeln erschlaffen,** indem du dich nacheinander auf jeweils ein Körperteil konzentrierst und dir vorstellst, wie es langsam schwerer und schwerer wird. Beginn bei einem Arm und geh über den anderen Arm weiter nach unten bis zu den Zehen.

**Mantra-Vorschlag:** „Mein linker Arm wird schwer. Mein ganzer Körper wird schwer."

**2. Wärmephase:** Fühlt sich der Körper schwer an, spielst du den Aufbau aus Phase eins nochmals durch, konzentrierst dich aber jetzt darauf, dass dein **Körper schrittweise warm wird**. Das Vorgehen soll die **Blutgefäße weiten** und die **Durchblutung verbessern**.

Mantra-Vorschlag: „Mein linker Arm wird warm. Mein ganzer Körper wird warm."

**3. Atemphase:** Hier steht der **Wechsel von Brust- zu Bauchatmung** im Zentrum. Atme gleichmäßig und ruhig, dadurch versorgst du deinen Körper besser mit Sauerstoff.

Mantra-Vorschlag: „Ich atme ruhig, ich atme gleichmäßig."

**4. Herzphase:** Leg deinen **Fokus auf den Herzschlag** und stell dir dabei vor, wie dieser immer langsamer und langsamer wird. **Pulsschlag und Pulsfrequenz sinken** in eine angenehme Region ab.

Mantra-Vorschlag: „Mein Herz schlägt ruhig."

**5. Sonnengeflecht:** Klingt für Laien stark nach Esoterik, ist aber tatsächlich ein Begriff aus der klassischen Medizin. Das Sonnengeflecht ist ein **Teil des vegetativen Nervensystems** und dient dem Austausch von Informationen und Steuerungsimpulsen **zwischen Bauch- und Verdauungsorganen**. Die Fokussierung auf das Geflecht soll für Entspannung im Magen und den anderen inneren Organen sorgen.

Mantra-Vorschlag: „Mein Sonnengeflecht ist strömend warm."

**6. Kopfphase:** Bewege deine Aufmerksamkeit weg vom Bauch und lass sie hinauf zum Kopf wandern. Achte darauf, wie sich deine **Gesichtsmuskeln lockern** und etwaige **Verspannungskopfschmerzen nachlassen.**

Mantra-Vorschlag: „Meine Stirn ist kühl."

Das gesamte Training dauert in **etwa 20-30 Minuten.** Am Ende wirst du dich deutlich **entspannter und zufriedener fühlen.** Wenn du die Technik einmal beherrschst, hast du ein besonderes Ass im Ärmel für den Kampf gegen deine Arztphobie. Die Fähigkeit, **jederzeit und überall regulierend auf deine Panik einwirken** zu können, ist enorm viel wert. Das Wissen darüber stärkt dein Selbstbewusstsein und lässt dich der Herausforderung gelassener entgegenblicken.

- *Stille Meditation*

Eine besonders einfache und dadurch auch für Anfänger geeignete Art der Meditation. Hier warten **keinerlei körperliche Betätigung, keine Dehnübungen, keine komplizierten Posen.** Ziel ist die Herbeiführung eines **Zustands vollkommener Gedankenlosigkeit.** Erreicht werden soll dieser durch die Konzentration auf die eigene Atmung.

**Die zentralen Punkte der stillen Meditation:**

- Atme 4-5x ruhig durch die Nase ein und aus, so kommst du in der Meditation an
- Konzentriere dich auf deine Atmung und fokussiere deine Gedanken auf „die Leere" oder „das Nichts"
- Lege nach jedem Ein- und Ausatmen eine kurze Pause ein, um den „Stillstand" bewusst zu erleben

- Achte darauf, wie sich mit der Zeit eine umfassende Ruhe in deinem Körper ausbreitet

Wir empfehlen, die Meditation für **etwa 4-5 Minuten** durchzuführen. Fühlst du dich wohl oder brauchst du etwas mehr, kannst du sie natürlich gerne auch verlängern. Während der ersten Versuche melden sich deine negativen Gedanken und Ängste noch häufiger. Das ist aber kein Grund, aufzugeben. Übung macht nämlich auch hier den Meister.

Je öfter du meditierst, desto schneller und sicherer erreichst du den angestrebten Zustand der Entspannung. Beherrschst du die Technik, kannst du sie nicht nur zu Hause in einer vertrauten Umgebung anwenden, sondern auch in einer Arztpraxis.

*Medikamentöse Behandlung? Auch eine Option – mit einem Haken*

Sollten all die vorgestellten Entspannungsmethoden nichts helfen, besteht immer noch die Möglichkeit, medikamentös vorzugehen. In besonders schweren Fällen kommen **bestimmte Beruhigungsmittel** zum Einsatz. Allerdings hat die Sache einen Haken: An diesem Punkt darfst du AUF KEINEN FALL auf **Selbstmedikation** setzen! Wir haben es hier mit ziemlichen „Hammerpräparaten" zu tun, die **ohne Ausnahme nur von einem Mediziner verschrieben** werden dürfen. Wer allerdings Angst vorm Arzt hat, der wird sich auch an diesem Punkt schwertun.

# Spezifische Arztphobien – spezifische Herangehensweise

Die Iatrophobie ist ein großer und weitläufiger Themenbereich. Einer, in dem sich quasi unendlich viele Unterkapitel finden oder bestimmen lassen. Deshalb kann es durchaus vorkommen, dass sich alle jene Menschen etwas überfordert fühlen, die sich erstmals etwas näher mit der Thematik auseinandersetzen. Wir möchten uns deshalb in diesem Abschnitt etwas kleinteiliger bewegen und uns eingehender mit **spezifischen Arztphobien** beschäftigen.

Um einen „greifbareren" Eindruck von der richtigen Vorbereitung auf einen Arztbesuch zu vermitteln, haben wir uns **drei Ärzte und die in ihrem Umfeld möglicherweise lauernden Ängste** genauer angesehen. Wie könnten die Befürchtungen aussehen und was kann man vorbeugend dagegen unternehmen?

### Die Angst vorm Urologen/vor der Frauenärztin

Hier kommen speziell die **Angst vor Schmerzen** und ein gewisses **Schamempfinden** zusammen. Im Verlauf einer **Prostatauntersuchung** meldet sich zum Beispiel immer wieder eine **ungewollte Erektion**. Ein Umstand, der vielen Männern peinlich ist. Eine etwaige **Rektaluntersuchung** rangiert in der Beliebtheitsskala möglicher Untersuchungen ebenfalls recht weit hinten.

- **Arztwahl:** Zumindest was die Scham angeht, kann man im Vorfeld gegensteuern. Und zwar durch die Auswahl des Mediziners. Menschen fühlen sich generell weniger unwohl, wenn sie von einem **gleichgeschlechtlichen Gegenüber** untersucht werden. Wenden sich Frauen gezielt an Frauen bzw. Männer gezielt an Männer, kann dies das Schamempfinden deutlich abschwächen und die Hemmschwelle für einen Arztbesuch merklich senken.

- **Information:** In der Regel ist das **Kopfkino deutlich schlimmer als die Realität.** Sich im Vorfeld konkret mit Behandlungssituationen beim Urologen bzw. bei der Frauenärztin auseinanderzusetzen, kann dabei helfen, **Ängste abzubauen** und mit einer deutlich **realistischeren Einschätzung** an die ganze Sache heranzugehen.

### Die Angst vorm Hautarzt:

In diesem Fall haben wir es mit dem **Zusammenspiel von Scham und Angst** zu tun. Wer den Hautarzt aufsuchen muss, der hat dieses Vergnügen meist aufgrund von auffälligen Flecken/Malen auf der Haut. Und diese sind in einigen Fällen ein Zeichen von **Hautkrebs.**

Diese Diagnose wollen Betroffenen verhindern und blenden dabei völlig aus, dass es gerade diese Diagnose ist, die ihre Chancen auf ein normales Leben drastisch erhöhen. Wird er früh entdeckt, lässt sich Hautkrebs relativ gut entfernen. Kann er unbehelligt metastasieren, kommt die Diagnose oftmals zu spät.

- **Selbstkontrolle:** Die allermeisten Bereiche unserer Haut sind für uns selbst relativ gut einsehbar. Manche mehr, manche weniger. Für jene, bei denen unsere Chancen relativ schlecht stehen, können wir unseren Partner/unsere Partnerin fragen. Der Besuch beim Arzt wird erst dann nötig, wenn sich bei der oberflächlichen Untersuchung durch einen Laien tatsächlich Auffälligkeiten entdecken lassen.

- **Vorbeugung:** Das ungehinderte Eindringen von Teilen der Sonnenstrahlung in unsere Haut ist der Hauptgrund für das Entstehen von Hautkrebs. Gewissenhafte Nutzung von **Sonnencremes** ist deshalb ebenso wichtig, wie das **Tragen von Kleidung oder Kopfbedeckungen**. Wer den Hautarzt möglichst nicht besuchen möchte, der gibt ihm am besten keine Gelegenheit für ein Treffen. Zwar bedeutet dies einiges an Aufwand, seine eigene Gesundheit sollte einem diesen aber auf jeden Fall wert sein.

**Die Angst vor dem Psychologen:**

Viele, viele Jahre lang haftete der Psychotherapie in der Öffentlichkeit ein gewisses **Stigma** an. Oder besser gesagt, es haftete an jenen, die eine Therapie nötig hatten. „Reiss dich zusammen und jammere nicht so viel herum! Ich war auch schon mal traurig!" Diese und ähnliche „guten" Ratschläge waren an der Tagesordnung. „Wer zum Therapeuten geht, der ist doch nicht ganz richtig im Kopf!"

Derartige gesellschaftliche Vorurteile haben sich tief in unserem (Unter)Bewusstsein eingegraben. Bei manchen mehr, bei manchen weniger.

Deshalb **scheuen viele Betroffene den Gang zum Psychologen**. Man möchte seine Probleme – deren Existenz man ja nicht leugnet – nicht durch eingehende Beschäftigung damit noch größer machen, als sie ohnehin schon sind. Also **kehrt man sie unter den Teppich**, wo sie unbehandelt weiter und weiter an Größe und Schwere gewinnen.

- **Inspiration:** Rund um die Angst vor einem Therapiebesuch steht weniger der Besuch selbst im Fokus, sondern die Vorbereitung. Es geht darum, **Barrieren im Kopf abzubauen** und sich von den noch immer lebendigen gesellschaftlichen Vorurteilen nicht verrückt machen zu lassen. Es existieren **Unmengen an Selbsthilfe- oder Gesprächsgruppen** für all jene Menschen, die mit mentalen Problemen zu kämpfen haben. Die Mitglieder geben ihre Erfahrung weiter und helfen so Neuzugängen dabei, ihren **Hemmungen zu verlieren**. Eine weitere Möglichkeit ist, mentale Probleme im engsten persönlichen Umfeld ganz offen zu adressieren. In 99,9 % der Fälle wirst du **Verständnis und Unterstützung** erfahren. Hat jemand aus diesem Bekannten- und Freundeskreis in der Vergangenheit bereits eine Therapie absolviert, kann er sich ebenfalls öffnen und das Thema dadurch weiter enttabuisieren. Du wirst überrascht sein, wie viele Menschen in deiner unmittelbaren Umgebung bisher psychotherapeutische Hilfe in Anspruch genommen haben.

Wie du siehst, unterscheiden sich die Herangehensweisen abhängig von der spezifischen Arztphobie teils doch deutlich. Zentral ist dabei stets, **welche konkrete Angst den Betroffenen eigentlich prägt**.

Auf zu erwartende Schmerzen bereitet man sich anders vor als etwa auf das Durchbrechen eines gesellschaftlichen Stigmas. Schamgefühle bedingen eine andere Herangehensweise als die Angst vor einer niederschmetternden Diagnose.

## Tipps während des Arztbesuchs

Nachdem wir die Vorbereitung abgeschlossen haben, gehen wir weiter zum Bereich der Durchführung. Egal wie gut du dich vorbereitet hast, ganz lässt sich die Angst vor dem Arztbesuch auch durch Meditation und autogenes Training nicht eliminieren. Spätestens beim **Betreten der Praxis** wird sich ein **mulmiges Gefühl** in der Magengegend melden, dein Herz schlägt schneller, die Handflächen werden feucht.

Zum Glück gibt es einige hilfreiche und wirksame Techniken und Methoden, die dabei helfen, während des Arztbesuchs die Panik in so engen Grenzen wie möglich zu halten. Zur besseren Veranschaulichung für die praktische Umsetzung dieser Tipps haben wir uns **eine der häufigsten Phobien** der Deutschen ausgesucht.

### Die Angst vorm Zahnarzt

Die am weitesten verbreitete spezifische Iatrophobie in Deutschland nimmt im allgemeinen Ängste-Ranking hinter Spinnen/Käfer und großen Höhen den **dritten Platz** ein. Rund 21 % geben an, Panik vor dem Besuch beim Zahnarzt zu haben.

- **Stoppsignal:** Dabei drückt besonders das **Gefühl des Ausgeliefertseins** aufs Gemüt. Sich auf den speziellen Stuhl zu legen und fremde Menschen mit Instrumenten aller Art in seinem Mund herumfuhrwerken zu lassen, ist definitiv eine **Ausnahmesituation**. Um das Gefühl der Kontrolle ein Stückweit zu behalten, empfehlen wir die **Festlegung eines Stoppsignals**. Das kann zum Beispiel das **Heben der linken Hand** sein. Besprich diesen Punkt unbedingt noch vor Beginn der Sitzung mit deinem Zahnarzt. Wer sich unwohl fühlt, hebt die Hand und die Behandlung wird sofort unterbrochen.

- **Ablenkung:** Während einer Zahnbehandlung liegt man im Grunde für eine bestimmte Zeit regungslos da. Ideale Voraussetzungen, um mit seinem Blick zum Beispiel einen **Bildschirm** zu fixieren. Dort kann die **Lieblingsserie** für Ablenkung sorgen. Oder man taucht über kleine Ohrhörer ins Lieblingsalbum der Lieblingsband ab. Eine Möglichkeit, die es bei vielen anderen Ärzten nicht gibt.

- **Betäubung/Sedierung/Hypnose:** Eine Maßnahme, die auch nicht für alle Fachrichtungen gleich gut geeignet ist. In vielen Fällen sind Ärzte darauf angewiesen, die Reaktionen des Patienten zu sehen. Sie können dadurch abschätzen, wann es zu viel ist und wann sich ihr Gegenüber noch wohlfühlt. Würde der Mediziner die Schmerzgrenze überschreiten, könnte dies weitreichende und gravierende Folgen haben. Beim Zahnarzt bzw. bei Zähnen kann im Grunde „nichts passieren". Hier geht es einzig und allein um die **Ausblendung des Schmerzes**. Und das passiert am besten durch eine Betäubung oder eine Sedierung. Wem diese Ansätze zu radikal sind, der kann es mit Hypnose versuchen.

Übrigens: In **unserem Onlineshop** findest du weitere Selbsthilfebücher rund um die Überwindung verschiedenster spezifischer Phobien. So haben wir zum Beispiel auch ein Buch zur Zahnarztphobie im Angebot.

## Tipps für nach dem Arztbesuch

Ja, auch für die Phase nach dem absolvierten Termin haben wir ein paar Tipps für dich auf Lager. Immerhin gehört die Analyse wie weiter vorne schon erwähnt ebenfalls zu einem Projekt.

- **Wiederholung:** Wir lernen durch Wiederholungen. **Viele positive Reize hintereinander beeinflussen** unser Gehirn auch entsprechend positiv. Deshalb raten wir, nach einem erfolgreichen Arztbesuch nicht zu lange mit dem nächsten zu warten. Natürlich sollst du nicht wahllos von Praxis zu Praxis hoppen und damit jenen Menschen Termine wegschnappen, die die wirklich benötigen. Aber gerade **Vorsorgeuntersuchungen** eignen sich bestens für das **Sammeln positiver Erfahrungen**. In den allermeisten Fällen gehen diese nämlich gut aus und du verbindest den Gedanken an eine Arztpraxis automatisch mit einer Erleichterung, mit einem Erfolgserlebnis. Und wenn doch etwas gefunden wird, erhöhen sich die Chancen auf eine vollständige Heilung, je früher du die Diagnose bekommst.

- **Belohnung:** Du hast heute einen großen Schritt weg von deiner Arztphobie geschafft. Das hat dich viel Überwindung und noch viel mehr innere Stärke gekostet. **Eine Leistung, auf die du stolz sein kannst!** Und das darfst du durchaus auch feiern! Belohne dich mit deinem Lieblingseis oder statte deiner präferierten Pizzeria mal wieder einen Besuch ab. Geh in ein Konzert oder gönne dir eine Massage. Erlaubt ist, was gefällt. Dein Gehirn verknüpft die angenehmen Erlebnisse mit dem Arztbesuch, die Angst sinkt beinahe automatisch.

> Die Angst vor einem Arztbesuch lässt sich **nur durch Konfrontation überwinden**. Das heißt, Betroffene müssen sich ihrer Phobie immer und immer wieder stellen. Eine **gute Vorbereitung** ist dafür ausgesprochen wichtig. Diese reicht von der **Auswahl des richtigen Arztes** über das **Finden einer Begleitperson** bis hin zur **Erlernung verschiedenster Entspannungstechniken**. Beim Arztbesuch selbst geht es darum, ein **maximales Maß an Kontrolle** zu behalten. Zuvor festgelegte Stoppsignale spielen hier eine zentrale Rolle. Ablenkung und/oder Betäubung/Sedierung sind ebenso wichtig.
>
> Wer erfolgreich einen Arztbesuch absolviert hat, darf sich dafür **gebührend feiern bzw. belohnen**. Durch die positive Verbindung lernt unser Gehirn, dass ein Arztbesuch durchaus seine angenehmen Seiten hat, die Iatrophobie geht zurück.

# ALTERNATIVEN ZUM KLASSISCHEN ARZTBESUCH

Manchmal ist die Angst vor einem Arztbesuch so groß, dass an das Betreten einer Praxis oder den Besuch bei einem Allgemeinmediziner nicht zu denken ist. Das klingt zunächst nach einer Sackgasse. Tatsächlich existieren allerdings mehrere Möglichkeiten, einen Termin zu vermeiden und dennoch etwas für seine Gesundheit zu tun. Dabei spielt der technologische Fortschritt eine ebenso große Rolle wie die gute alte Eigeninitiative. Die wichtigsten Alternativen zum klassischen Arztbesuch kurz zusammengefasst.

**Die Online-Arztpraxis**

Der **rasante technologische Fortschritt** verändert unseren Alltag längst auf den unterschiedlichsten Ebenen. In vielen Dingen zum Guten, in manchen Situationen sind die neuen Aspekte allerdings mit etwas Vorsicht zu genießen. Was vermutlich viele nicht wissen: Tatsächlich baut der Fortschritt auch den klassischen Arztbesuch um. Und genau diesen Umbau können sich Angstpatienten zum Vorteil machen.

- **Online-Arztbesuch:** Im World Wide Web gibt es mittlerweile immer mehr Angebote für Online-Arztbesuche. Man spart sich den Hin- und Rückweg, muss die eigenen vier Wände nicht verlassen und bekommt trotzdem die **Meinung eines zugelassenen Arztes**. Natürlich funktioniert das in einigen Fachrichtungen besser (z. B. Dermatologie), in anderen weniger gut (z. B. HNO- oder Zahnarzt). Dort wo es die medizinische Lage hergibt, ist der Online-Arztbesuch aber auf jeden Fall eine praktikable Alternative.

- **Online-Rezept:** Manchmal sind es gar keine Beschwerden, die einen zum Arzt treiben. Manchmal geht es nur darum, ein Rezept verlängern zu lassen. Auch das entpuppt sich für viele Betroffene aber als eine zu hohe Hürde. Sie schaffen es einfach nicht, sich einen Ruck zu geben und den dafür notwendigen Arztbesuch durchzuziehen. Rezepte kann man sich mittlerweile ebenfalls online ausstellen lassen. Am einfachsten funktioniert das im Rahmen eines bereits vorgestellten Online-Arztbesuchs.

- **Online-Medikamente:** Wer ein Rezept hat oder ein nicht verschreibungspflichtiges Präparat benötigt, wird ebenfalls im Netz fündig. Online-Apotheken sprießen aktuell regelrecht aus dem virtuellen Boden. Für wen ein paar Tage Wartezeit kein Problem darstellen, der kann sich die benötigten Medikamente auch zusenden lassen.

> *Achtung: Nachhaltigkeit sieht anders aus!*
>
> Die vorgestellten Online-Angebote sind auf jeden Fall eine gute Idee, wenn die Arztphobie noch zu stark ist. Bevor man mit (schwerwiegenden) gesundheitlichen Konsequenzen konfrontiert würde, ist ein **virtueller Arztbesuch definitiv besser als gar keiner. An der Iatrophobie ändert sich dadurch aber nichts.** Eine nachhaltige Überwindung der Arztpanik findet durch die Verlagerung notwendiger Interaktionen ins World Wide Web nicht statt.

## Weg vom Allgemeinmediziner

Im Krankheitsfall führt der erste Weg die meisten Menschen zum Allgemeinmediziner. Auch wenn es irgendwo zwickt, ist der **Hausarzt der Ansprechpartner Nummer eins**. Oft ist der aber völlig überfordert. Aufgrund des **Ärztemangels** ist das Angebot an Terminen deutschlandweit merklich ausgedünnt. In manchen Gegenden mehr, in manchen weniger.

Diese alles andere als ideale Betreuungssituation kann - wie weiter vorne bereits beschrieben - zum Entstehen einer Arztphobie beitragen bzw. dafür sorgen, dass das **Vertrauen in die Ärzteschaft und die Bereitschaft für einen Praxisbesuch gleichermaßen sinken**. "Der kümmert sich doch sowieso nur um die Symptome und verschreibt mir irgendwelche Medikamente. Was dahinter liegt, interessiert ihn doch gar nicht."

Der folgende Tipp mag auf den ersten Blick etwas seltsam anmuten und für manche Menschen in der Realität auch gar nicht umsetzbar sein. Wer die grundsätzliche Möglichkeit hat, sollte sich aber **unbedingt einmal an einen Spezialisten wenden**. Das bringt eine lange Liste an Vorteilen mit sich und der Besuch kann dazu beitragen, eine etwaige Iatrophobie zu einem gewissen Grad abzubauen. Nehmen wir ein ganz klassisches Beispiel: **Rückenschmerzen**.

- Ein Physiotherapeut setzt sich eher mit den Ursachen der Schmerzen auseinander und behandelt die Probleme dadurch an der Wurzel.
- Bei Spezialisten ist es üblicherweise einfacher, einen Termin zu bekommen.

- Ein spezialisierter Arzt oder Therapeut kann sich meist mehr Zeit für seine Patienten nehmen als ein Hausarzt.
- Durch die gezieltere Behandlung stellen sich rascher die gewünschten Ergebnisse ein.
- Raschere Ergebnisse sind gleichbedeutend mit Erfolgserlebnissen, die wiederum schrittweise die Angst vor einem Arztbesuch abbauen können.

Uns ist durchaus bewusst, dass es bei alldem einen großen limitierenden Faktor gibt: **Das liebe Geld**. Wenn aber sonst nichts hilft, die Schmerzen das Leben stark beeinträchtigen und eine Phobie den Weg zum Allgemeinmediziner verbaut, dann ist der Zeitpunkt gekommen, eine andere Richtung einzuschlagen. Auch wenn damit ein erhöhter finanzieller Einsatz verbunden ist. Die **Gesundheit ist das höchste Gut, das wir haben**. Eine Investition darin ist auf gar keinen Fall rausgeschmissenes Geld!

## Die Eigeninitiative

Es klingt so einfach, die Umsetzung ist es aber meistens nicht. Unser allgemeines Wohlbefinden und unsere Gesundheit profitieren von einer **Umstellung des Lebensstils** massiv. Mehr, als sich manche wahrscheinlich vorstellen können.

Die Rechnung ist dabei ganz einfach. Ein **gesünderer Lebensstil bringt einen gesunden Körper** - und **weniger Besuche beim Arzt**. All die Wohlstandskrankheiten wie Fettleibigkeit, erhöhter Blutdruck, erhöhter Blutzucker etc. lassen sich mit einem aktivieren und bewussteren Leben stark eindämmen.

Es muss nicht immer gleich der Sprung ins kalte Wasser sein. Wer sich einen Arztbesuch nicht zutraut, hat mittlerweile **einige Alternativen**, aus denen er wählen kann. Sind die positiv absolviert, steigt das **Selbstvertrauen** – was den Besuch in einer „richtigen" Ordination wahrscheinlicher macht.

Der Markt rund um **Online-Arztpraxen und -Apotheken** ist in den letzten Jahren stark gewachsen. In vielen Fällen ist es gar nicht nötig, einem „echten" Arzt gegenüberzusitzen. Nicht wenige **Diagnosen lassen sich heute via Videokonferenz** stellen. Wer sich von einem Allgemeinmediziner (aus welchen Gründen auch immer) nicht ernst genug genommen fühlt, der kann sein Glück bei einem **Spezialisten** versuchen. Zum Beispiel mit Rückenschmerzen zum Physiotherapeuten.

Und dann hat jeder noch die Möglichkeit, **gesünder zu leben. Mehr Bewegung, weniger Zucker,** weniger Stress etc. – all das trägt zur **Steigerung der eigenen körperlichen Gesundheit** bei und macht häufige Besuche beim Arzt praktisch überflüssig.

# PROFESSIONELLE HILFE

Sollten all die Tipps zur Selbsthilfe keinen Erfolg bringen, gibt immer noch die Möglichkeit, **sich an einen Experten zu wenden**. Wie wir wissen, ist die (Zahn)Arztphobie die dritthäufigste Angst der Deutschen. Entsprechend gut sind Psychotherapeuten auf die Problematik vorbereitet.

## Kognitive Verhaltenstherapie gegen Arztphobie

In der Regel zeigt die kognitive Verhaltenstherapie bei allen Arten von Phobien **sehr gute Ergebnisse**. Im Grunde geht es dabei darum, **falsche und belastende Überzeugungen zu erkennen** und **diese zu verändern**. Oft ziehen wir aus einem negativen Erlebnis verallgemeinernde Schlüsse. Durch diese sogenannte „Übergeneralisierung" erschweren wir uns das Leben selbst massiv. Diese Einstellungen gilt es zu durchbrechen.

Die Therapie läuft meist folgenderweise ab:

- **Erstgespräch:** Der Patient erzählt dem Therapeuten von seinen Problemen und skizziert seine Erwartungen an die Behandlung. Ein Therapieplan wird erstellt, der bei Bedarf angepasst werden kann.

- **Festhalten der eigenen Gedanken:** Patienten sollen über einen gewissen Zeitraum ihre Gedanken in einem Tagebuch festhalten. Dann erfolgt der Abgleich der Befürchtungen und Ideen mit der Realität. Was hat sich tatsächlich bewahrheitet? Was ist nicht eingetreten?

- **Entspannungsübungen:** Haben wir in diesem Buch bereits ausgiebig beschrieben. Die Übungen helfen dabei, sich auf belastende Situationen vorzubereiten bzw. sich aus akuten Ängsten herauszuholen.

Wie lange eine kognitive Verhaltenstherapie dauert, hängt von vielen Faktoren ab. Die Hauptrolle spielt die **Ausgeprägtheit der Angststörung**. Manche Patienten sprechen sofort auf die Behandlung an, bei anderen dauert es hingegen etwas länger, bis sich erste Erfolge einstellen.

Da es sich beim vorliegenden Buch allerdings um eines handelt, das sich auf Hilfe zur Selbsthilfe konzentriert, werden wir an dieser Stelle nicht weiter ins Detail gehen und uns auch keine weiteren Behandlungsmethoden – die es auf jeden Fall gibt – ansehen.

Wer kein Licht am Ende des Tunnels sieht und seiner Iatrophobie trotz unserer Tipps nicht Herr wird, der findet aber auf jeden Fall relativ einfach professionelle Hilfe. Eine **kurze Internetrecherche** liefert die Kontaktdaten entsprechender **Therapeuten in deiner Umgebung**.

# TIPPS FÜR ÄRZTE

Der Hauptteil dieses Buches richtet sich an Angstpatienten oder an Menschen, bei denen sich in naher Zukunft eine Iatrophobie entwickeln könnte. Auf ihre Bedürfnisse ist der Großteil der in diesem Kompendium versammelten Ansätze zugeschnitten. Allerdings gibt es noch einen zweiten Punkt, an dem sich ansetzen lässt. Zu einer Untersuchung gehören nämlich **immer zwei Teilnehmer**. Der Untersuchte und der Untersuchende. Also **der Patient – und der Arzt**.

Wir möchten uns deshalb in diesem Kapitel etwas näher mit der Iatrophobie aus der Sicht der Ärzte auseinandersetzen. **Was können Mediziner machen, um (potenziellen) Angstpatienten die Scheu zu nehmen** bzw. den Aufenthalt in ihrer Praxis so angenehm wie möglich zu gestalten. Wir haben die unserer Meinung nach hilfreichsten Tipps zusammengefasst.

## Wie erkenne ich einen Angstpatienten?

Jeder Patient verhält sich anders. Und jeder Patient reagiert auf bestimmte, für Arztbesuche typische Situationen anders. Eine klare und trennscharfe Kategorisierung ist deshalb nur sehr schwierig möglich. Allerdings gibt es doch recht **deutliche Anzeichen**, die dir als Arzt dabei helfen können, einen Angstpatienten rasch zu identifizieren.

- **Körperliche Anzeichen:** Iatrophobiker zeigen in der Regel **stark ausgeprägte physische Symptome**. Man sieht ihnen ihre Angst an. Zittrige Stimme, zitternde Hände, Schweiß auf der Stirn, unruhig-fahriges Verhalten.

- **Verschobene Termine:** Wer Angst vor dem Arztbesuch hat, schiebt diesen immer und immer wieder auf. Patientendaten geben Aufschluss darüber, ob ein derartiges Verhalten vorliegt oder nicht.

- **Wiederholte Fragen/erstarrte Patienten:** Viele Angstpatienten stellen wiederholt die gleichen Fragen. Damit wollen sie ihre Unsicherheit so weit wie möglich beseitigen. Dann gibt es aber auch jene Patienten, die vor lauter Angst praktisch starr sind und nur mittels Kopfschüttelns oder Nicken antworten können.

Das Erkennen von Angstpatienten mag besonders für Jungärzte nach einer großen Herausforderung klingen. Allerdings bekommt man **im Praxisalltag sehr schnell ein Gespür für die Situation** und kann sich entsprechend verhalten. Mit der Zeit kann man sich auf seine Routine und Menschenkenntnis immer besser verlassen.

## Allgemeine Tipps: So verhalten sich Ärzte bei der Behandlung von Arztpatienten richtig

Wie bereits eingangs erwähnt: **Jeder Patient ist anders.** Während manche es bevorzugen, so detailliert wie möglich aufgeklärt zu werden, wollen andere möglichst wenig wissen und einfach nur ihren Termin abhaken. Eine klare Richtlinie für den Umgang mit Iatrophobikern gibt es vor diesem Hintergrund nicht. Allerdings existieren sehr wohl **Empfehlungen**, wie man die psychische Belastung für Betroffene so weit wie möglich minimiert.

- **Atmosphäre:** Fühlt sich ein Patient in einer Praxis von Beginn an nicht wohl, meldet sich seine Phobie umso stärker. Ärzte sollten deshalb für ein **entspanntes und angenehmes Ambiente** sorgen. Das beginnt im Empfangsbereich und zieht sich über das Wartezimmer bis in den Behandlungsraum. **Freundliche und helle Farben** sind dabei ebenso zentral wie die **passende Beleuchtung**. Selbst Gerüche können sich dämpfend auf das Nervensystem auswirken. Dazu kommen noch **Ablenkungsmöglichkeiten** wie z. B. Musik, Lesematerial oder TV-Bildschirme.

- **Wartezeiten:** Ein auf dem Papier sehr simpler Tipp, der oftmals an der Realität zerschellt: **Kurze Wartezeiten**. Je länger ein Patient im Wartezimmer sitzt, desto mehr verselbstständigt sich das Gedankenkarussell in seinem Kopf. Absurdeste Szenarien befeuern die Arztphobie zusätzlich.

- **Beratungszimmer:** Für viele Patienten ist der harte Übergang vom Warte- in das Behandlungszimmer eine besonders große Herausforderung. Die lässt sich durch eine **Zwischenstation in einem separaten Besprechungszimmer** abschwächen. Hier haben Ärzte die Möglichkeit, sich umfassender mit einem potenziellen Phobiker auseinanderzusetzen. Die Erkenntnisse daraus können sie in die spätere Untersuchung einfließen lassen. Zum Beispiel lässt sich hier wunderbar erfragen, ob ein Patient lieber alles rund um den Eingriff wissen oder lieber nicht mit Details belästigt werden möchte.

- **Notizen:** In einer akuten Paniksituation fällt es uns schwer, uns wichtige Informationen zu merken. Der Organismus hat grade andere Prioritäten. „Erfahrene" Angstpatienten wissen das und machen sich deshalb Notizen. Wer es mit einem neuen Patienten zu tun hat oder mit einem, bei dem sich die Angst erst jüngst entwickelt hat, der kann ihm **Block und Stift anbieten.** So hält der Betroffene nicht nur die **wichtigsten Informationen** fest, sondern bekommt zusätzlich noch ein **Gefühl der Selbstermächtigung.** Der Patient ist nun nicht mehr reiner Empfänger, der sich viele Dinge merken sollte. Er **nimmt selbst aktiv an der Unterhaltung teil** und agiert eigenständig. Dazu kommt, dass sich viele Menschen Dinge besser merken, wenn sie sie aufschreiben. Ganz wichtig ist als Arzt die Notizen abschließend zu kontrollieren.

- **Rückfragen:** Wie heißt es so schön? Es gibt keine dummen Fragen! Geht ein Arzt konkret auf die Rückfragen eines Patienten ein, fühlt sich dieser ernst genommen und als **vollwertiger Teilnehmer einer Konversation.** Auch hier steht das **Selbstwertgefühl** des Betroffenen im Fokus.

Generell geht es viel um **Kommunikation.** Wer Angst vorm Arzt hat, wird sich durch eine einseitige „Von-oben-herab-Gesprächsführung" auch nicht wohler fühlen. Wichtig ist, die **Wortwahl anzupassen** – also **nicht zu viel Fachbegriffe zu verwenden,** sondern vermehrt in einfach verständlicher Sprache zu kommunizieren. **Positives Feedback** kann Angstpatienten dazu ermutigen, den Termin beim nächsten Mal nicht mehr auf die lange Bank zu schieben.

Arztbesuche sind nicht nur für Angstpatienten eine Herausforderung. Auch die Mediziner müssen mit **Iatrophobikern anders umgehen als mit „normalen" Patienten**. Dabei geht es zunächst einmal darum, **Betroffene überhaupt zu erkennen**. In den allermeisten Fällen sind fahriges Verhalten und deutliche physische Reaktionen die klarsten Anzeichen.

Im Umgang mit Angstpatienten können sich erfahrene Ärzte auf ihre **Routine** und ihre **Menschenkenntnisse** verlassen. Jungmediziner tun sich damit oftmals noch etwas schwer. Wichtig ist, für eine **angenehme Atmosphäre** in der Praxis und für **kurze Wartezeiten** zu sorgen. Wo es räumlich möglich ist, kann ein **separates Beratungszimmer** einen gleitenden Übergang vom Warte- in den Behandlungsbereich garantieren. Die Möglichkeit, **Notizen zu machen**, gibt Patienten ein **Gefühl von Selbstbestimmtheit**.

Die **richtige Kommunikation** ist ebenfalls ein zentraler Punkt. Rückfragen zulassen und exakt beantworten, die **passende Wortwahl, positives Feedback** – all das sollten Ärzte im Umgang mit Angstpatienten auf jeden Fall beherzigen.

# SCHLUSSWORT – DEIN WEG BEGINNT HIER UND HEUTE!

Wer unter einer Arztphobie leidet, der spürt davon im Alltag zunächst einmal wenig. Besuche in einer Ordination, in einer Ambulanz oder in einem Krankenhaus stehen zum Glück nur sehr selten auf der Tagesordnung. Abseits dieser **Ausnahmesituationen** können Betroffene ihr Leben im Grunde normal weiterleben.

Allerdings bringt die Angst vorm Arzt ein großes **Gefahrenpotenzial** mit. Und das liegt in der **Unmittelbarkeit** begründet. Wer den Gang zum Mediziner trotz vorliegender Beschwerden meidet, der kann sich für eine gewisse Zeit irgendwie durch die Tage, Wochen und Monate hindurchmanövrieren. Irgendwann bekommt er aber die Rechnung präsentiert. Unter Garantie!

Wären manche gesundheitliche Beschwerden bei früher Entdeckung und raschem Eingreifen noch ohne viel Aufwand behandelbar bzw. aus der Welt zu schaffen, sieht es bei fortgeschrittenen Krankheiten oftmals ganz anders aus. All die Komplikationen und die Schmerzen hätten sich durch einen Besuch beim Arzt vermeiden lassen. Genau deshalb ist es so enorm wichtig, sich mit seiner Iatrophobie auseinanderzusetzen und an ihrer Überwindung zu arbeiten!

Für diese Überwindung braucht es zunächst eine Sache: **Mut!** Und zwar in mehrerlei Hinsicht:

- Mut, sich mit einer persönlichen Schwäche **auseinanderzusetzen** und ganz schonungslos zu analysieren, wo denn das „Problem" liegen könnte. Sich überhaupt einzugestehen, dass man ein Problem hat. Ein ehrlicher Umgang mit sich selbst e**rfordert viel Kraft und einen starken Willen.**

- Mut, sich **durch die unterschiedlichen Selbsthilfeansätze zu arbeiten**, sie auszuprobieren und dabei offen für neue Ideen bzw. für Veränderung zu sein.

- Mut, auch **bei Rückschlägen – und die werden kommen – nicht vom Weg abzuweichen** und sich nicht unterkriegen zu lassen! Eine Arztphobie lässt sich nicht von einem auf den deren Tag besiegen. Es braucht **Ze**i**t und Durchhaltevermögen.** Ein Rückfall bedeutet dabei nicht, dass alles bisher Geleistete nicht mehr wert ist. Jeder Schritt verändert dich! Du beginnst niemals wieder bei null!

Du kannst dir zu jeder Zeit **Unterstützung holen.** Wende dich an liebe Menschen, an **Vertrauenspersonen** aus deinem (unmittelbaren) Umfeld. Sie können dir eine mentale und emotionale Stütze sein, die dir – falls nötig – auch mal den Kopf wieder zurechtrückt und dich zurück in die Realität holt.

Die entscheidenden Schritte, die musst du allerdings selbst gehen! Die kann dir niemand abnehmen!

- **Suche nach neuen Lösungen und neuen Wegen!**

- **Vergiss die Schuldzuweisungen!** Weder hast du Schuld an deiner aktuellen Situation noch jemand anderer. Phobien entwickeln sich oft unbemerkt, Interventionsmöglichkeiten haben wir im Grunde nur sehr wenige. Eine Angststörung ist **keine Schwäche**, die sich aufgrund deines Charakters herausgebildet hat. Sie ist eine psychische Krankheit. Und ja, viele Menschen haben sehr **schlechte Erfahrungen mit Ärzten** gemacht. Viele Menschen sind mit ihrer medizinischen Betreuung aber auch sehr zufrieden. **Fühlst du dich nicht wohl, liegt es an dir, etwas zu ändern!** Bist du unzufrieden mit deinem Arzt, dann suche dir einen neuen! Die anderen sind nur Statisten in deinem Film!

- ·Hast du zu viel Angst davor, eine Praxis zu betreten, versuche es zunächst mit **Onlineangeboten**. Hier fallen viele der üblichen Angstreize weg. Absolvierst du auf diese Art und Weise mehrere Termine, sammelst du Erfolgserlebnisse und sein Selbstbewusstsein steigt!

- Arbeite beständig an dir! An deine **Lebensführung**! Die Notwendigkeit und die Häufigkeit von Arztbesuchen lassen sich drastisch reduzieren, wenn du gesund lebst. Weg mit dem Zucker, weg mit hoch verarbeiteten Lebensmitteln, weg mit Fast Food. Koche vermehrt selbst! Geh raus in die Natur und bewege dich! **Lebe gesünder und aktiver!** (Das heißt natürlich nicht, dass du dir nicht von Zeit zu Zeit mal wieder ein Eis gönnen, einen Burger genießen oder einen gemütlichen Tag auf der Couch verbringen darfst. Es sollte halt nicht zur Gewohnheit werden.)

Die notwendige dauerhafte Veränderung kann nur von dir ausgehen. Du wirst deine Arztphobie nur dann überwinden, wenn du aktiv wirst!

Was aber tun, wenn all die Motivation, all die Selbsthilfe-Tipps und all der gute Willen nicht helfen? Was, wenn die Arztphobie einfach zu stark ist, um sich in Eigenregie besiegen zu lassen? **Dann ist der Zeitpunkt gekommen, dich an einen Spezialisten zu wenden.**

**Das muss in diesem Fall keine Arztpraxis sein, denn vor genau denen hast du ja Angst! Auch Gesundheitsberater können dir sowohl online als auch persönlich weiterhelfen. Alles beginnt mit einem offenen Gespräch. Ein kleiner Schritt Mut kann eine große Veränderung bewirken.**

Du siehst: Es gibt genug Optionen und Waffen für deinen Kampf gegen die Angst vor dem Arzt! Wir haben dir mit diesem Buch das reich gefüllte Arsenal etwas nähergebracht. Jetzt liegt es an dir, die für dich passenden Ansätze zu finden!

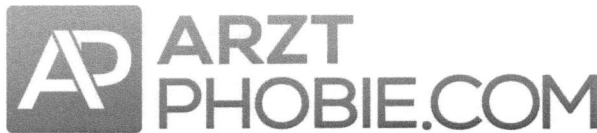